Patricia Orlik

Kleine homöopathische Stallapotheke

Druck und Distribution im Auftrag der Autorin:
tredition GmbH, Halenreie 40-44, 22359 Hamburg, Deutschland

ISBN
Paperback   978-3-384-14360-0
e-Book   978-3-384-14361-7

Hinweis: Dieses Buch ersetzt nicht die professionelle tierärztliche Behandlung. Die Autorin übernimmt keine Haftung für Schäden, die aus der Anwendung der hierin enthaltenen Informationen resultieren. Es wird dringend empfohlen, bei gesundheitlichen Problemen Ihres Tieres einen Tierarzt aufzusuchen.

Bei der Erstellung des Buches wurde auf die geschlechtsspezifische Schreibweise (z.B. „Tierarzt/Tierärztin") verzichtet, um eine bessere Lesbarkeit zu erreichen.

Inhaltsverzeichnis

Zu diesem Buch

Im zarten Alter von 9 Jahren war ich Meister darin, mir selber das ein oder andere Körperteil mit Mullbinden einzuwickeln. Dies war Teil meines ausgeklügelten Plans, die wöchentlich anstehenden Trainingseinheiten zum Geräteturnen zu schwänzen. Mein bisheriger Enthusiasmus für den Sport verabschiedete sich nämlich just an dem Tag, an dem eine neue Trainerin unsere Turngruppe übernahm. Ihre Aufgabe war es, uns auf Wettkämpfe vorzubereiten, was die Trainingssessions um einige Level intensiver und den Ton rauer werden ließ.

Nicht verwunderlich, dass ich damit den Spaß am Sport verlor und statt in der Turnhalle lieber auf dem Spielplatz am Reck hing.

Etwas zerknirscht über meine schauspielerischen Fähigkeiten, ließen mich meine Eltern gewähren und ich genoss die neugewonnene Freiheit mit meinen Freunden.

Im Sommer des gleichen Jahres verbrachte ich, wie so oft, die Ferien im Ferienlager. Und da es zu dieser Zeit noch keine Handys gab, freute ich mich über regelmäßige Postkarten und Briefe von zuhause. Auf der letzten Karte, die ich kurz vor Ende der Sommerferien bekam, stand in der sauberen Handschrift meines Vaters: „Waren am Wochenende auf der Hoppelbahn. Wenn du wieder hier bist, fahren wir zusammen hin"…

Es war mir zwar ein Rätsel, was diese Worte bedeuteten, doch beschäftigten sie mich nur zirka 3 Sekunden, bevor ich mich wieder den wichtigen Dingen des Lebens zu wand. Die da waren: Tischtennis spielen, unnützen Kram basteln, sich bei Nachtwanderungen gruseln und mehr.

Ein paar Wochen später, es könnten auch Tage gewesen sein - für Kinder gilt ja bekanntlich eine andere Zeitrechnung - fuhren wir in unserem kleinen Auto an den Nordstrand in Erfurt.

Hier gibt es einen großen Baggersee und ich war überzeugt, er wäre Ziel des Ausflugs.

Doch diesmal bog mein Papa in einen geschotterten Weg ab, lenkte den Wagen durch ein weites Tor und hielt im Hof dahinter.

Und dann ging mir plötzlich das Licht auf, was er mit Hoppelbahn meinte…

Denn hier gab es Pferde, viele und, wow, die waren riesig! Ich meine, ich war ungefähr einen Kopf größer als eine Luftpumpe und hatte einen heiden Respekt vor den großen Tieren. Doch das sollte sich schnell geben, denn ich durfte meine beim Geräteturnen erlernten Skills direkt auf dem Pferd zeigen. Und dieses Erlebnis war so prägend, dass mich die Pferde ab dem Moment nicht mehr losließen.

Ich war sofort verliebt. Verliebt in unser Voltigierpferd Bajard. Verliebt in all die anderen Pferde. Verliebt in das Stallleben und verliebt in die Aussicht, bald Reiten zu lernen. Und heute liebe ich es noch immer.

Auch wenn die Liebe zu den Pferden nie aufhörte, hatte ich eine Zeit, in der die berufliche Ausrichtung, Freunde und Beziehung keinen Platz für das Reiten ließ. Die Liebe zu den Tieren blieb aber und so begann ich mit der Ausbildung zur Tierheilpraktikerin.

Der lang gehegte Traum vom eigenen Pferd erfüllte sich fast zur gleichen Zeit völlig unverhofft als Lot in mein Leben trat.

Der damals 12-jährige polnische Anglo-Araber bestimmte fortan (natürlich im positiven Sinne) mein Leben. Wir hatten 15 wunderbare Jahre zusammen - ritten unzählige Kilometer durch unsere Wälder, fuhren durch den Süden Deutschlands zu Distanzritten, Kursen und Trainings. Er war unbestritten mein wertvollster Lehrer.

Die kleine homöopathische Stallapotheke ist das Resultat der Erfahrung mit meinen Pferden. Es ist Nachschlagewerk und Ratgeber, Hinweisgeber und Gedankenstütze.

Ich hoffe, auch dir wird das Buch ein wertvoller Begleiter und liegt griffbereit in deinem Sattelschrank oder im Reiterstübchen, sodass du immer Zugriff darauf hast um einen Blick hineinzuwerfen.

1 Homöopathie

Homöopathie ist eine alternative medizinische Praxis, die auf dem Prinzip „Ähnliches mit Ähnlichem behandeln" basiert. Entwickelt wurde dieser Ansatz im späten 18. Jahrhundert von dem Arzt Samuel Hahnemann (1755 - 1843). Seine Grundidee, Gleiches mit Gleichem zu behandeln, hat sich bis heute bewährt.

Dieses Ähnlichkeitsprinzip ist einer der Grundpfeiler der Homöopathie. Hierbei wird eine Substanz, die bei gesunden Menschen bestimmte Symptome hervorruft, in verdünnter Form zur Behandlung von Krankheiten genutzt, die ähnliche Symptome verursacht.

Weitere Grundpfeiler sind die Arzneimittelprüfung und die Potenzierung, auf die ich später noch etwas genauer eingehen werde. Die Arzneimittelprüfung am gesunden Menschen+ dient dazu, Symptome eines Arzneimittels zu erkennen. Dabei werden kleine Dosen eines Arzneimittels verabreicht und die auftretenden Symptome genauestens beobachtet. Außerdem fließen hier die Erkenntnisse aus akuten und chronischen Vergiftungen mit ein. Die Zusammenfassung der Symptome und Beschwerden, die ein Medikament verursacht ergibt schließlich das Arzneimittelbild, welches einen genauen Überblick über die Charakteristik einer Arznei gibt.

Homöopathie wird zur Behandlung einer Vielzahl von Beschwerden eingesetzt, von Erkältungen und Allergien bis hin zu chronischen Krankheiten. Die Mechanismen ihrer Wirkung ist aber bis heute wissenschaftlich nicht vollständig belegt. Dies tut ihrer Wirksamkeit aber keinen Abbruch.

Die kleine homöopathische Stallapotheke gibt dir einen ersten Einblick in die Heilkraft der Homöopathie.

Das Thema Homöopathie ist sehr umfassend, daher sind die erwähnten Homöopathika als Empfehlung zu verstehen, ersetzen aber weder Therapeut noch Tierarzt. Du solltest daher immer einen erfahrenen Homöopathen und/oder Tierarzt zu Rate ziehen.

1.1 Anwendung

Die Herstellung homöopathischer Mittel erfolgt in der Regel durch das Verdünnen einer Substanz in Wasser oder Alkohol – das Potenzieren. Diese Verdünnung wird oft wiederholt, bis kaum noch Spuren der Ausgangssubstanz vorhanden sind. Es wird angenommen, dass diese Verdünnungen die Heilkräfte der Substanz verstärken.

Die Methode des Potenzierens ist essentiell für die Herstellung homöopathischer Arzneimittel. Dabei wird das Ursprungsprodukt in seiner Reinform (Urtinktur) mit einem Lösungsmittel verdünnt und mit einer festgelegten Anzahl von Schlägen verschüttelt. So entsteht zum Beispiel eine D-Potenz (Dezimalpotenzen) aus einer Verdünnung von 1:10 (= 1 Anteil Urtinktur + 9 Anteile Lösungsmittel) plus 10 Schüttelschläge. C-Potenzen (Centisemalpotenzen) haben eine Verdünnung von 1:100 plus 10 Schüttelschläge.

Generell kann man sagen, dass hohe Potenzen (ab D30 bzw. C30) tief und lange im Organismus wirken und dementsprechend weniger häufig verabreicht werden müssen. Je niedriger die Potenz umso kürzer ist die Wirkung des Mittels und muss daher eventuell öfter gegeben werden.

Nicht nur im Akutfall ist es wichtig, die Reaktion des Körpers genau zu beobachten. Da die Homöopathie zur Wiederherstellung der Harmonie im Körper gedacht ist, reicht es oft schon, einen Reiz zu setzen um die Selbstheilungskräfte anzuregen.

Sobald sich das Symptom verbessert, kann daher auch die Gabe des Mittels eingestellt werden.

D - Skala	C - Skala	Vermischung
D1	-	1:10
D2	C1	1:100
D4	C2	1:10.000
D6	C3	1:1.000.000
D8	C4	1:100.000.000
D12	C6	$1:10^{12}$
D24	C12	$1:10^{24}$
D26	C13	$1:10^{26}$
D60	C30	$1:10^{60}$
D80	C40	$1:10^{80}$
D400	C200	$1:10^{400}$
D1000	C500	$1:10^{1000}$
-	C1000	$1:10^{2000}$

In der Homöopathie gibt es übrigens nicht das eine Mittel für Krankheit XY. Ein Therapeut wird sich dein Pferd mit all seinen Eigenschaften, Symptomen und äußeren Gegebenheiten genauestens anschauen und daraus auf das passende Mittel schließen.

Daher kann es auch sein, dass andere Quellen andere homöopathische Mittel für ein Symptom empfehlen. Die von mir aufgelisteten Homöopathika haben sich in meiner Praxis bewährt, bzw. wurden erfolgreich angewendet.

Für die richtige Gabe ist nicht nur die Menge und Potenz zu beachten. Außerdem ist wichtig zu wissen, wie das Mittel richtig angewendet wird. Globuli werden am besten über die Mundschleimhaut aufgenommen. Die kleinen Zuckerkügelchen werden von den meisten Pferden gut aufgenommen. Falls dein Pferd sie gar nicht mag, ist es auch möglich, sie in Wasser zu lösen oder in einem Apfel zu verstecken.

Für ein erwachsenes Pferd empfiehlt sich folgende Dosierung:

15 Tropfen

15 Globuli

 3 Tabletten

1.1.1 Homöopathika im Turniersport

Willst du mit deinem Pferd auf einem Wettkampf starten, beachte bitte, dass homöopathische Mittel doping-relevant sein können. Neben vielen pflanzen-basierten Mitteln, Medikamenten und Kräutern fallen auch Homöopathika ab einer bestimmten Potenz unter die verbotenen Substanzen

Dabei sind die ADMR, die Anti-Doping und Medikamentenkontroll-Regeln der Deutschen Reiterlichen Vereinigung (FN) die Basis für den fairen Sport. Die Vereinigung geht damit nicht nur gegen Chancenungleichheit vor, sondern unterbindet damit maßgeblich auch Tierleid im Turniersport. Die Liste der Regeln umfasst daher nicht nur Substanzen und Medikamente, sondern auch bestimmte Methoden, die zu einem Ausschluss des Pferd-Reiter-Teams führen können.

Die aktuellen Regularien findest du auf der Homepage der FN. *

ADMR – konform und somit im Wettkampf erlaubt:
• Homöopathika in einer Verschüttelung ab D7 (ADMR-konform)   • Homöopathika in einer Verschüttelung bis einschließlich D6, wobei hier eine Karenzzeit von 48 Stunden einzuhalten ist.

*www.pferd-aktuell.de/turniersport/anti-doping-und-medikation

1.2 Was tun im Notfall?

Im Notfall ist schnelles und vor allem überlegtes Handeln gefragt – die oberste Prämisse lautet daher:

Ruhe bewahren und Überblick verschaffen!

Deine Sicherheit als Ersthelfer an einem Unfallort ist enorm wichtig. Sichere daher immer zuerst den Unfallort ab und mache ihn für andere Verkehrsteilnehmer leicht erkennbar.

Sehr sinnvoll ist es, einen Erste-Hilfe-Kurs für Pferd und Reiter in Theorie und besonders auch Praxis zu absolvieren. Das gibt dir zusätzliche Sicherheit im Umgang mit Notsituationen.

Um einzuschätzen, wie es deinem Pferd geht und um deinem Tierarzt wertvolle Rückmeldung geben zu können, ist das Wissen um die Vitalwerte deines Pferdes sehr wertvoll. Prüfe bei deinem Pferd über einen längeren Zeitraum, welche Vitalwerte für es gilt, denn hier gibt es oft individuelle Abweichungen. Manche Pferde haben zB. im gesunden Zustand eine Körpertemperatur von 36°C und somit bei 38°C schon Fieber. Bestimmte Rassen haben auch von Haus aus eine höhere Atemfrequenz.

PAT (= Puls, Atmung, Temperatur)
• Puls: 30 bis 45 Herzschläge pro Minute
• Atmung: 8 bis 16 Atemzüge pro Minute
• Temperatur: 37,5 bis 38,5°C (Fohlen: 38,0 – 39,0°C)

Bist du unsicher, ob ein Tierarztbesuch notwendig ist, bringt ein Anruf schnell Klarheit. In einer telefonischen Beratung kann dein Tierarzt mit deiner Unterstützung einschätzen, ob ein Besuch angeraten ist, und was du selber für dein Pferd in der Zwischenzeit tun kannst. Dafür solltest du mit einer kleinen Stallapotheke ausgerüstet sein, auf deren Inhalt wir im nächsten Kapitel eingehen werden.

In den folgenden Fällen ist eine *sofortige Rücksprache* mit deinem Tierarzt vonnöten:

- Anzeichen einer Kolik
- akute Lahmheiten
- Fieber über 38,5°C
- Atemnot
- Verletzungen an den Augen
- tiefe Wunden, längere Risswunden und großflächige Wunden
- Fremdkörper in Wunden (nie selber entfernen!)
- Kreislaufprobleme
- neurologische Probleme wie Schwanken und unkoordinierte Bewegungen

1.3 Was gehört in die Stallapotheke?

Die Stallapotheke ist dein Erste-Hilfe-Kasten für den Fall der Fälle. Achte darauf, dass du ihn immer griffbereit hast, sein Inhalt vollständig und übersichtlich sortiert ist. Fülle regelmäßig auf und ersetze abgelaufene Mittel.

Die Liste unten ist ein Beispiel für den Minimalinhalt und kann beliebig erweitert werden, für den Notfall sind die aufgeführten Utensilien aber sehr hilfreich.

Im Handel findest du eine große Auswahl an fertig zusammengestellten Stallapotheken in verschiedenen Preisklassen.

Dies sollte deine Stallapotheke aber mindestens beinhalten:

- Thermometer
- Verbandwatte
- Wundauflagen
- Mullkompressen
- elastische Bandage
- selbsthaftende Binden
- Schere
- Gewebeklebeband
- desinfizierende Lösungen (zB. Jodlösung)
- Einwegrasierer
- Einmalhandschuhe

2 Die homöopathische Stallapotheke

Nachdem deine Stallapotheke die wichtigsten Helferlein für den Notfall beinhaltet, kannst du sie noch um bewährte Mittel aus der Homöopathie erweitern. Diese Erstmittel bringen bei den beschriebenen Symptomen und Erkrankungen meist schon den gewünschten Heilerfolg. Da wie bereits beschrieben, nicht jedes Mittel immer genau zu deinem Tier passt, halte bei nicht eintretendem Erfolg immer Rücksprache mit deinem Heilpraktiker und/oder Tierarzt. Dein Therapeut oder homöopathisch arbeitender Tierarzt wird das passende Mittel für dein Pferd anhand einer umfassenden Anamnese für die Behandlung bestimmen.

Die hier aufgeführten Homöopathika sind Mittel, welche sich in der Praxis bewährt haben. Sie dienen dazu, dem Tier eine erste Erleichterung zu verschaffen, sind für eine längerfristige Therapie aber nicht unbedingt geeignet. Hier lohnt es sich immer, einen Homöopathen zu Rate zu ziehen.

2.1 Notfallapotheke

In unserer Notfallapotheke können die unten aufgeführten Mittel schon vor Eintreffen des Tierarztes gute Dienste leisten. Mindestens sollte eine homöopathische Apotheke aber Mittel für die Wundversorgung, bei Kolik-verdacht und Schockzuständen beinhalten. Um welche Mittel es sich dabei handelt, erfährst du auf den folgenden Seiten.

2.1.1 Wundversorgung

Kleinere und größere Wunden begegnen uns im Alltag mit unseren Pferden leider immer wieder. Ob durch einen Sturz, Biss oder Tritt - das Wichtigste ist, zu wissen, was du selber versorgen kannst und wofür du besser einen Tierarzt rufst.

Sehr große, tiefe und stark blutende Wunden sollte sich immer ein Tierarzt anschauen. Auch Fremdkörper, die in der Wunde stecken, sollten vom Tierarzt entfernt werden. Wunden an Augen und Gelenken sind ebenso kritisch zu sehen und du hältst lieber einmal mehr mit deinem Tierarzt Rücksprache, was zu tun ist.

In jedem Fall sollte aber die Wunde gereinigt werden. Wasche dazu gründlich deine Hände bzw. trage Einweghandschuhe um die Wunde vor Keimen zu schützen. Schmutz und kleinere Fremdkörper spülst du mit klarem Wasser oder einer Wundspüllösung heraus. Solltest du den Tierarzt benötigen, reicht dies in der Regel für die Erstversorgung.

Eine antiseptische Salbe (zB. Betaisodona) oder Jodlösung ist ein gutes Erstmittel bei oberflächlichen Wunden.

Calendula (Ringelblume)

Anwendung:
zur Versorgung von **Wunden**, wie Schürf-, Riss, Schnittwunden; bei **Satteldruck** (äußerlich und innerlich behandeln)
Dosierung:
äußerlich als Salbe oder (Ur-)Tinktur (1:5 mit Wasser gemischt) Calendula D4 - 2 – 3x täglich 15 Globuli

Arnica (Bergwohlverleih)

Anwendung:

Anfangsmittel aller frischen **Verletzungen**

Vorsicht: Nicht bei großen, stark blutenden Fleischwunden einsetzen!

Dosierung:

Arnica D6 - 2x täglich 15 Globuli

Hypericum (Johanniskraut)

Anwendung:

bei Verletzungen der **Nerven** oder nervenreichem Gewebe;

Dosierung:

Hypericum D6 - 2 – 3x täglich 15 Globuli

Hamamelis (Zaubernuss)

Anwendung:

bei langanhaltenden **Blutungen** nach Zahnextraktionen, Quetschungen

Dosierung:

Hamamelis D4 - 2x täglich 15 Globuli

Ledum (Sumpf-Porst)

Anwendung:

bei Stichwunden, **Vernageln**, Insektenstiche (nach Apis geben), blaue Flecken, soll Tetanus vorbeugen

Dosierung:

Ledum D4 - 2x täglich 15 Globuli

2.1.2 Schock und Unfall

Nach einem Unfall oder großem Schreck reagieren unsere Pferde sehr unterschiedlich. Auch vermeintlich glimpflich ausgegangene Unfälle können bei unseren Pferden lange nachhallen und setzen sich, wenn es dumm läuft, tief in ihrer Seele fest. Daher ist es wichtig, das Pferd nach einem großen Schreck gut zu beobachten und im Falle eines Unfalls sofort zu handeln. Die PAT – Werte geben hier wieder Aufschluss und zeigen dir zusätzlich, ob ein Tierarzt vonnöten ist.

Das panische Pferd ist mit Aconitum gut versorgt, während Arnica auch bei länger zurückliegenden Traumata gute Dienste leistet.

Aconitum (blauer Eisenhut)

Anwendung:

Folgen von **Schreck, Unfall** oder Schock,

bei Panikattacken und großer Angst, trockener Husten

Dosierung:

Aconitum D6 - 1 – 2x täglich 15 Globuli

Arnica (Bergwohlverleih)

Anwendung:

Verletzungen, Prellungen, **Schock**, nach Überanstrengung

Dosierung:

Arnica D30 - 1x täglich 10 Globuli

2.1.3 Magen-, Darmerkrankungen

Die Schreckgespenster Kolik und Magengeschwür geistern in der Pferdewelt seitdem ich denken kann. Auch wenn die folgenden Mittel lediglich leichte Beschwerden lindern können, kannst du im täglichen Umgang mit deinem Pferd einiges tun, um Magen- und Darm deines Pferdes zu schützen.

Das Pferd ist keineswegs so konstruiert, dass es bei den kleinsten Unstimmigkeiten kaputt geht. Da unsere domestizierten Pferde sich aber unseren Bedingungen anpassen müssen, fängt für sie hier oft schon der Stress an. Offenstall, Laufstall oder doch lieber die Paddockbox, große oder kleine Herde, gemischt oder lieber Gleichgeschlechtlich? Diese Fragen solltest du dir stellen und auch bereits getroffene Entscheidungen hinterfragen, wenn dein Pferd Anzeichen von Stress zeigt. Denn Stress ist eine der Hauptursachen für Magengeschwüre bei Pferden. Die große Offenstallherde kann für den 24-jährigen Pferdeopi Stress bedeuten, wenn er nicht mehr genug Heu oder Wasser bekommt – große Fresspausen und Dehydrierung können Koliken auslösen.

Schlechte Futterqualität, schimmliges Heu oder zu viel Stroh (welches aus Mangel an Heu aufgenommen wird) bergen die Gefahr von Magen- und Darmerkrankungen.

Selbst unpassendes Equipment kann Magengeschwüre und Koliken fördern, da viele Pferde ihr Unwohlsein kaum bis gar nicht zeigen. Offensichtliche Anzeichen, wie Bocken werden leider noch immer viel zu oft als Unart abgetan. Doch jeder Unwille hat seinen Grund, den es herauszufinden gilt.

Nux Vomica (Brechnuss)

Anwendung:

bei Verdauungsstörungen, Verkrampfungen, *Kolik*,
Magenschmerzen, Verstopfungen

Dosierung:

Nux Vomica D6 - 2 – 3x täglich 15 Globuli

Arsenicum album (Weißarsenik)

Anwendung:

bei *Diarrhöe*, Appetitmangel, Gastroenteritis, Futterintoxikation

Dosierung:

Arsenicum album D6 - 2x täglich 15 Globuli

Belladonna (Tollkirsche)

Anwendung:

bei *Krampfkolik*, Fieberzuständen, Blutandrang, Röte,
Brennen und Hitze

Dosierung:

Belladonna D6 - 2 – 3x täglich 15 Globuli

2.1.4 Lahmheiten

Dein freier Tag, die Sonne scheint und du freust dich auf einen schönen Ausritt mit deinem Pferd. Doch schon beim Herausholen bemerkst du den ungleichen Takt in seiner Schrittfolge, einen steifen Gang oder gar, dass dein Pferd nur auf „drei Beinen geht".

Lahmheiten lassen sich manchmal nicht leicht erkennen. Wenn eine andere Person dir dein Pferd in Schritt und/oder Trab vorführt, kannst du Unregelmäßigkeiten besser erkennen.

Ist die Ursache nicht an den Gliedmaßen zu finden, können auch Hufe (siehe Hufrehe, Hufgeschwür), Schulter oder Iliosakralgelenk Grund für die Lahmheit sein. Lass das und vor allem länger anhaltende Lahmheiten von deinem Tierarzt checken.

Rhus toxicodendron (Giftefeu)

Anwendung:

bei Verstauchungen, Zerrungen, ***Bänder- und Sehnen***,

Folge von Überanstrengung, mäßig starke Schwellung

Dosierung:

Rhus toxicodendron D6 - 2x täglich 15 Globuli

Ruta (Weinraute)

Anwendung:

nach Schlagverletzungen, ***Lahmheit nach Verstauchung***,

Beugesehnen, Gelenke, starke Schwellung

Dosierung:

Ruta D6 - 2x täglich 15 Globuli

2.1.5 Hauterkrankungen

Pilze, Parasiten, Allergien – es gibt viele verschiedene Auslöser für Irritationen der Haut. In unserer Praxis begegnen uns Insektenstiche am häufigsten. Aber auch die Nesselsucht, bei der das Pferd plötzlich mit Quaddeln am Körper zu kämpfen hat. Die Nesselsucht (Urticaria) ist eine Reaktion der Haut auf einen allergischen Auslöser oder auch stoffwechselbedingt. Die Urticaria kann so schnell wie sie gekommen ist, auch wieder verschwinden. Urtica und das Unterstützen der Leber kann hier Abhilfe schaffen.

Apis mellifica (Honigbiene)
  Anwendung:
  bei schmerzhaften **Rötungen und Schwellungen**,
  Insektenstiche (Bienenstiche), Quaddelbildung
  Dosierung:
  Apis D6 - 1 – 2x täglich 10 Globuli

Urtica (Brennessel)
  Anwendung:
  bei Urtikaria/Nesselsucht, rheumatische Beschwerden,
  Insektenstiche mit sich ausbreitender Schwellung,
  allergische Hautreaktionen und **Verbrennungen**
  Dosierung:
  Urtica D6 - 1 – 2x täglich 10 Globuli

2.1.6 Augenerkrankungen

Augenerkrankungen sollten immer kritisch betrachtet werden. Bei Verletzungen am und im Auge solltest du einen Tierarzt rufen, um eine genauere Untersuchung durchführen zu lassen.

Eine Entzündung äußert sich durch eine gerötete Bindehaut, Augenausfluss oder eine leichte Schwellung. Augentrost macht hier seinem Namen alle Ehre. Als Tropfen direkt in den Bindehautsack gegeben oder als Globuli verabreicht, bringt es schnelle Linderung. Eine Fliegenmaske schützt die Augen deines Pferdes vor Insekten und vor einer Übertragung der Krankheit, denn je nach Auslöser kann die Bindehautentzündung ansteckend sein.

Euphrasia (Augentrost)

Anwendung:

Augenentzündungen, Augenausfluss, tränende Augen,

milder Schnupfen, Lidränder rot, brennend, geschwollen,

juckend, brennende Augen

Dosierung:

Euphrasia D6 - 1 – 3x täglich 15 Globuli

äußerliche Anwendung: Euphrasia Augentropfen oder Euphrasia Augensalbe 1 – 2x täglich in den Bindehautsack geben

2.1.7 Fieber

Fieber ist ein Begleitsymptom und weist darauf hin, dass der Pferdekörper gerade mit etwas zu kämpfen hat. Achte daher auf weitere Symptome wie Abgeschlagenheit, Appetitlosigeit, schwere Atmung, Kolikanzeichen. Ein Pferd mit Fieber sollte nicht belastet werden.

Hinweis: Durch Fieber wird die Immunabwehr des Körpers aktiviert, es ist also eine sinnvolle Funktion und Begleiterscheinung der Selbstheilungskräfte des Körpers. Dennoch solltest du dein Tier genauestens beobachten und bei anhaltendem Fieber **spätestens** nach 2 Tagen den Tierarzt einschalten.

Belladonna (Tollkirsche)
Anwendung:
bei Krampfkolik, *Fieberzustände*, Blutandrang, Röte, Brennen und Hitze
Dosierung:
Belladonna D6 - 2 – 3x täglich 15 Globuli

2.2 Erkrankungen homöopathisch begleiten

Die homöopathische Behandlung und Begleitung konventioneller Therapien haben sich mittlerweile fest etabliert. Viele Tierärzte arbeiten mit Homöopathen zusammen oder sind selber gut mit der Anwendung von homöopathischen Mitteln vertraut.

Dieser Abschnitt befasst sich mit ein paar wenigen Erkrankungen, die wir immer wieder in unseren Ställen antreffen. Das Mittel der Wahl hängt von der Ausprägung und Art der Störung ab. Merkst du, dass ein Mittel nicht binnen kurzer Zeit die gewünschte Wirkung zeigt, wende dich an deinen Heilpraktiker und/oder Tierarzt für einen individuellen Behandlungsplan.
Beachte auch hier, dass es sich lediglich um Empfehlungen handelt, die keineswegs die professionelle Untersuchung und Betreuung eines Tierarztes ersetzen.

2.2.1 Satteldruck

Schon am Namen erkennt man, dass diese schmerzhaften Druckstellen an Widerrist und Sattellage meist durch einen unpassenden Sattel entstehen. Das Fell zeigt die ersten Anzeichen, wenn es im Bereich des Sattels aufgeraut oder sogar abgebrochen ist. Besonders die wenig bemuskelten Bereiche zeigen schnell Quetschungen in Form von Dellen oder Schwellungen.
Da Pferde auch starke Schmerzen oft ohne sich zu widersetzen ertragen, ist eine Druckstelle das letzte deutliche Anzeichen dafür, dass das Equipment nicht passt. Ursachenforschung ist auf jeden Fall zwingend notwendig um erneute Wunden zu vermeiden. Vorher müssen vorhandene Druckstellen aber gut abheilen. Gib deinem Pferd die nötige Zeit. Du kannst diese Zeit nutzen, um Sattel, Satteldecke, deren Kombination, den Sattelgurt usw. zu checken.

Empfehlung:
bei offenen Wunden
Calendula äußerlich als Salbe oder (Ur-)Tinktur
(1:5 mit Wasser gemischt)
Calendula D4 - 2 – 3x täglich 10-15 Globuli

bei akuter Druckstelle, die warm und empfindlich ist
Arnica D6 2 – 3x täglich 10-15 Globuli
Arnicasalbe auf die Druckstelle auftragen (nicht in offene Wunden)

2.2.2 Sommerekzem

Das Sommerekzem wurde lange Zeit nur bestimmten Pferderassen, wie Isländern und Norwegern zugeschrieben. Mittlerweile sind jedoch Weidepferde aller Rassen betroffen, denn für die Ursache werden neben allergischen Reaktionen auf den Biss der Kriebelmücke auch Vererbung und die Aufnahme bestimmter Pflanzen als Ursache diskutiert. Typischerweise an Mähne, Widerrist, Schweif und dem Rücken des Pferdes bildet sich ein knötchenförmiges Ekzem, welches schnell zu nässen beginnt und starken Juckreiz verursacht. Die Absonderungen führen zu Schuppenbildung auf der Haut, welche durch Verschmutzung das krustenartige Ekzem auslösen. Offene und teilweise eitrige Stellen locken Insekten an und schon befindet sich das Tier in einem Kreislauf. Neigt dein Pferd zu diesem Ekzem mit dem starken Juckreiz, kannst du es mit einer Ekzemerdecke vor Insekten schützen.

Empfehlung:
gegen den starken Juckreiz kann Cardiospermum (Herzsame, Ballonpflanze) kurzzeitig unterstützend als Salbe aufgetragen werden
Cardiospermum D6 1 - 2x täglich 10 Globuli

2.2.3 Mauke

Unter dem Begriff Mauke werden Hautentzündungen der Fesselbeuge zusammengefasst, welche sich durch eine charakteristische Abfolge von Hautirritationen darstellen. Die Auslöser des Fesselekzems sind vielfältig und machen die Behandlung oft knifflig. Von genetischer Disposition bis hin zum Impfstatus stehen viele Ursachen in Verdacht, die Mauke auszulösen. Ein Therapeut wird bei seiner Anamnese zusätzlich zu den offensichtlichen Umständen, wie zum Beispiel der Unterbringung, Hygiene, Fütterung und Auslaufmöglichkeiten, auch die Verhaltenssymptome, Konstitution, Allgemeinsymptome und mehr einbeziehen.

Als Basistherapeutikum gilt die Nosode aus den krustösen Veränderungen der Pferdemauke – Malandrium. Jedoch ist auch Zink als wichtiges Spurenelement eine wichtige Unterstützung bei der Heilung der erkrankten Haut.

Unterstützen kannst du den Heilungsprozess in dem du die Wunden sauber und trocken hältst. Das regelmäßige Waschen der Fesselbeugen ist allerdings nicht immer hilfreich. Berate dich dazu mit deinem Tierarzt oder Heilpraktiker.

Empfehlung:
Zincum metallicum D30 2x wöchentlich 10 Globuli
Malandrium D30 1x wöchentlich 10 Globuli

2.2.4 Kreuzverschlag

Beim Kreuzverschlag handelt es sich um eine Stoffwechselerkrankung, die genetisch bedingt sein kann, aber häufig auch durch eine zu hohe Kraftfuttergabe während Stehpausen entstehen kann. Während dieser Pause hat der Muskel Glykogen gespeichert, welches als Energiereserve dient. Solange der Muskel arbeitet, wird das Glykogen unter Hinzunahme von Sauerstoff abgebaut. Ist nicht genügend Sauerstoff vorhanden, wird das Glykogen nicht komplett verstoffwechselt und es bildet sich Laktat (Milchsäure). Zu viel Laktat im Körper kann die Muskulatur schädigen. Dabei ist meist zuerst die Muskulatur im Lendenbereich und der Hinterhand betroffen, welche sich dann hart und stark berührungsempfindlich zeigt. Die starken Schmerzen offenbaren sich durch Schwitzen und Bewegungsunwille. Hier sollte *sofort ein Tierarzt* zu Hilfe kommen. Ein Kreuzverschlag in starker Ausprägung kann tödlich enden.

Sobald dein Pferd erste Symptome zeigt, unterbreche jegliche Arbeit mit dem Tier und rufe deinen Tierarzt. Jede Bewegung kann die Erkrankung verschlimmern. Halte dein Tier warm - warme Umschläge und vorsichtige (!) Massagen können helfen, die Durchblutung der Muskulatur zu fördern. Dein Tierarzt wird dir bereits am Telefon sagen, wie du weiter unterstützen kannst.

Empfehlung:
Aconitum D6 10 Globuli, ca. alle 15 min (bis zu 6-mal) bis zum Eintreffen des Tierarztes

2.2.5 Hufrehe

Die Hufrehe ist eine sehr schmerzhafte Erkrankung, für die immer ein Tierarzt zur Behandlung gerufen werden sollte. Die Entzündung der empfindlichen Strukturen des Hufes tritt meist an den Vorderhufen auf, was zu der Hufrehe-typischen Körperhaltung der betroffenen Pferde führt, wobei das Pferd versucht, die Vorhand zu entlasten. Es können jedoch auch die Hinterhand oder alle Hufe gleichzeitig betroffen sein.

Zur ersten Unterstützung bei Verdacht auf einen akuten Hufreheschub sollte das Futter des Pferdes kontrolliert und eventuell eingeschränkt werden, da übermäßige Futterzufuhr die Krankheit erheblich verschlimmert. Adipositas steht in Verdacht, die Hufrehe zu begünstigen. Mit einem sinnvollen Fütterungsmanagement kannst du zumindest diesen Auslöser ausschließen. Ein unabhängiger Futterberater kann dich hier unterstützen.

Empfehlung:
Aconitum C30 15 Globuli alle 15 – 30 min, bis zu 4–6-mal

2.2.6 Hufabszess/Hufgeschwür

Ein Hufgeschwür entsteht in der Regel durch ein Sohlentrauma und löst eine starke Lahmheit aus. Durch die Verletzung entsteht eine Entzündung der Huflederhaut. Der dabei entstandene Eiter drückt dann äußerst schmerzhaft auf die Lederhaut.
Mithilfe einer Hufzange lässt sich gut die druckempfindliche Region lokalisieren und kann von deinem Tierarzt behandelt werden. Wird das Hufgeschwür nicht behandelt, läuft man Gefahr, dass sich der Abszess im Inneren des Hufes ausweitet.

Zu den weiteren Ursachen zählen ein unpassender Beschlag oder falsche Hufbearbeitung. Die Hufe spielen außerdem eine große Rolle bei der Ausscheidung von Giftstoffen. So deuten im Fellwechsel auftretende Hufgeschwüre darauf hin, dass die Ausscheidungsorgane stark belastet sind.

Diese zwei Mittel helfen dir, im jeweiligen Stadium die Heilung zu unterstützen.

Empfehlung:
um den Eiterfluss zu unterstützen
Hepar Sulfuris D8 1x täglich 10 Globuli
um das erneute Aufflammen mit Eiterung zu verhindern
Hepar Sulfuris D30 1x wöchentlich 10 Globuli

2.2.7 Strahlfäule

Bei der Strahlfäule zersetzen Bakterien das Gewebe des Strahlhorns.
Nasse und schmutzige Bodenverhältnisse können eine Strahlfäule
auslösen. Diese übelriechende Erkrankung ist weit mehr als nur ein
Schönheitsfehler und sollte nicht auf die leichte Schulter genommen
werden. Chronische Strahlfäule steht im Verdacht, eine von vielen
Ursachen für Hufkrebs zu sein.
Neben dem peniblen Reinigen des Strahls und dem Trocken halten
der Hufe kann Homöopathie unterstützend eingesetzt werden.

Empfehlung:
faulig riechender Strahl
Lachesis D12 1x täglich 15 Globuli
bei chronischem Verlauf
Silicea D12 1x täglich 15 Globuli

2.2.8 Überbein/Exostose

Diese Zubildung an der Knochenhaut entsteht häufig bei jungen Tieren durch Überlastung. Aber auch Stoß- und Schlagverletzungen, falsche Ernährung und orthopädische Fehlstellungen können Überbeine hervorrufen.
Meist sind die gut sichtbaren Verdickungen nicht schmerzhaft. Sicherheitshalber sollte aber dein Tierarzt die betroffene Stelle in Augenschein nehmen um zu entscheiden ob du mit einer alternativen Behandlungsmethode fortfahren kannst oder doch eine OP zur Entfernung vonnöten ist.

Empfehlung:
Erstmittel
Symphytum D6 3 x täglich 10 Globuli oder
Hekla Lava D12 2 x täglich 10 Globuli
bei Druckempfindlichkeit: Ruta D6 3 x täglich 10 Globuli
zusätzlich die betroffene Stelle täglich mit Beinwellsalbe einreiben
bereits länger bestehende Überbeine: Acidum hydrofloricum D6
3 x täglich 10 Globuli

2.2.9 Husten

Die Ursachen für Husten sind sehr vielfältig. Staubige Einstreu,
Allergien oder zu hohe Luftfeuchtigkeit im Stall sind nur ein paar
der möglichen Auslöser. Auch Erkältungen und kalter Wind, der
die Bronchien reizt, kann das Pferd husten lassen. Um einen
chronischen Verlauf zu vermeiden, ist es ratsam, den Tierarzt zu
Rate zu ziehen, sollte der anfängliche Husten durch die
homöopathische Erstbehandlung nicht binnen kurzer Zeit
abklingen. Kontrolliere auch die Temperatur und das
Allgemeinbefinden deines Pferdes und sieh von einem Training
vorerst ab um die Lunge/Bronchien nicht unnötig zu strapazieren.
Als Akutmittel ist Aconitum besonders im Anfangsstadium von
Husten, Erkältungen und grippalen Infekten geeignet.

Empfehlung:
Aconitum C30 mehrmals täglich 15 Globuli

2.2.10 Hormonelle Störungen

Störungen im Hormonhaushalt äußern sich bei unseren Pferden auf unterschiedlichste Weise. Leichte Schwankungen können wir gut homöopathisch unterstützen. Aber auch schwerwiegendere Dysbalancen können durch eine homöopathische Begleittherapie mit dem Tierarzt besprochen werden. Zeigt dein Pferd weiterhin auffälliges Verhalten sollten weitere Untersuchungen Aufschluss bringen.

Stuten und auch Wallache zeigen Störungen im Hormonhaushalt durch auffällige Veränderungen in ihrem Verhalten. Dieses Verhalten bedeutet Stress für das betroffene Tier und für die komplette Gruppe, die dadurch in Unruhe versetzt wird.

Stuten: Dauerrosse, extremes Rosseverhalten, „hengstiges" Verhalten mit Aufspringen, ein ungeregelter Rosseturnus

Wallache: Hengstverhalten, sie beginnen, Stallgefährten zu bedrängen, zu separieren und aufzuspringen, teilweise mit Ausschachten.

Empfehlung:
Stute
Origanum (Majoran) D30 1x täglich 10 Globuli
Wallach
Agnuns Castus (Mönchspfeffer) D30 1x täglich 10 Globuli

2.3 Mit Homöopathie vorsorgen

Während die Schulmedizin meist erst zum Einsatz kommt, wenn eine Krankheit bereits ausgebrochen ist oder Folgesymptome kuriert werden sollen, kann Homöopathie vorab bereits gute Dienste leisten.

Da Homöopathie ganzheitlich wirkt, also nicht nur das Symptom, sondern auch die Ursache der Krankheit angeht, ermöglicht es außerdem die langfristige Heilung.

Es wirkt tief im Körper und auch auf die Psyche des Pferdes und kann insbesondere Stress und Angst bei Pferden reduzieren.

Hier kommt auch oft das Konstitutionsmittel zum Einsatz, welches einen besonderen Stellenwert in der Homöopathie darstellt. Das Konstitutionsmittel erfasst die Gesamtheit deines Tieres auf geistiger und körperlicher Ebene. Es bildet praktisch die Basis für die Gesundheit deines Pferdes und soll körperliches und geistiges Ungleichgewicht ausgleichen. Ein erfahrener Homöopath kann das Konstitutionsmittel für dein Pferd bestimmen. Mit diesem wird ein entscheidender Impuls gesetzt um die Selbstheilungskräfte deines Tieres zu aktivieren.

2.3.1 Impfungen

Impfungen können den Organismus stark belasten und es treten immer wieder Irritationen auf, die wir homöopathisch gut begleiten können. Zu den häufigsten unerwünschten Begleiterscheinungen nach dem Impfen gehören erhöhte Temperatur, Abgeschlagenheit, Durchfall, allergische Reaktionen der Haut, Juckreiz, Schockzustände, Atemnot und vieles mehr. Zum Glück reagieren die meisten Tiere nicht ganz so heftig. Jedoch sollten die in Impfstoffen enthaltenen Verbindungen, welche als Wirkverstärker dienen, aus dem Körper ausgeleitet werden. Hier hat sich Thuja bewährt, das wie folgt eingegeben werden kann.

Empfehlung:
Thuja D30 1x 15 Globuli direkt nach der Impfung geben
Alternativ:
Thuja C30 1 – 2 Tage vor und nach der Impfung 1x täglich 15 Globuli zur unterstützenden Begleitung

Bei starken Impfreaktionen ist immer ein Tierarzt zu Rate zu ziehen.

2.3.2 Antibiotika

Antibiotika wirken auf die im Körper befindlichen Bakterien und sind manchmal unumgänglich für die erfolgreiche Behandlung deines Pferdes. Ihr Nutzen gegen die krankmachenden Erreger wiegt hoch, dennoch werden auch nützliche Bakterien abgetötet oder in ihrer Vermehrung gehemmt. Wird Antibiotika über einen längeren Zeitraum gegeben, kann dies das bakterielle Milieu des Darms stören. Denn hier befinden sich eine Vielzahl an Mikroorganismen, die Darmflora oder das Mikrobiom des Darmes. Dies kann zu einem Ungleichgewicht im Darm und somit zu Problemen im Magen-Darm-Bereich führen. Aber auch allergische Reaktionen der Haut oder Pilz-Infektionen sind häufige Nebenwirkungen von Antibiotika.
Sollte dein Pferd ein Antibiotikum benötigen, kannst du die eventuell im Nachgang auftretenden Probleme des Darms mit Nux Vomica behandeln.

Empfehlung:
Nux Vomica D12 3x täglich 15 Globuli, bei Durchfall, Bauchkrämpfen

2.3.3 Entwurmung

Eine Entwurmung kann den Darm deines Pferdes ganz schön durcheinanderbringen. Denn eine Wurmkur ist darauf ausgerichtet, ungewollte Parasiten im Pferdedarm zu zerstören und tötet dabei auch immer einen Teil der positiven Darmflora ab. Dabei ist es egal, ob es sich um eine selektive Entwurmung, also der gezielten Entwurmung durch die Analyse des Kots, oder der strategischen Entwurmung, bei der 2–4-mal im Jahr entwurmt wird, handelt.
Eine regelmäßige Entwurmung ist aber besonders in unseren Breitengraden mit begrenzten Weideflächen noch immer das beste Mittel, um dem Infektionsdruck entgegenzutreten.
Gönne deinem Pferd nach der Wurmkur ein paar Tage Ruhe. Der Körper ist in dieser Zeit nämlich voll damit beschäftigt, die abgetöteten Würmer und deren Entwicklungsstadien abzutransportieren. Zusätzlicher Stress belastet den Organismus und das Immunsystem unnötig.

Empfehlung:
Nux Vomica C30 1x täglich 10 Globuli bereits 2-3 Tage vor der Entwurmung und 1-2 Tage danach Nux Vomica C30 1x täglich 10 Globuli

Arsenicum Album C30 1x täglich 10 Globuli, unterstützt bei Durchfall, der durch die Wurmkur ausgelöst wurde

2.3.4 Operationen

Zur Vorbereitung auf Operationen (auch Zahn-OP's) ist Bergwohlverleih das Mittel der Wahl. Da Arnica bei der Rückbildung von Blutergüssen hilft, Schwellungen und Schmerzen lindert, ist es das ideale Mittel, um den Körper auf chirurgische Eingriffe vorzubereiten. Vorsicht ist jedoch geboten, wenn bereits stark blutende große Fleischwunden bestehen, denn Arnica kann zusätzlich zu Blutungen führen.

Bei einer geplanten OP kannst du dein Pferd vorher bereits großzügig mit Raufutter versorgen und auf große Mengen Kraftfutter verzichten um den Magen nicht zu sehr zu belasten.

Hat es sich lediglich einem kleineren Eingriff oder Zahnbehandlung unterziehen müssen, reicht in der Regel ein Tag Ruhe. Dein Tierarzt wird dir aber genaue Anweisungen mit auf den Weg geben, welche dir helfen, dein Pferd in den folgenden Tagen bestens zu unterstützen.

Empfehlung:
Arnica D12 1x täglich 15 Globuli am Tag vor der OP

2.3.5 Transport und vor Turnieren

Um deinem Tier Transporte und Veranstaltungen so angenehm wie möglich zu gestalten, kannst du verschiedene Situationen mit ihm bereits vorab trainieren. Verladetraining inklusive Fahrtraining in Verbindung mit Erlebnissen, die für das Pferd angenehm sind, mindern den Stress beim Transport. Gerade Transportneulingen erleichterst du so den Einstieg in ein routiniertes Fahren. Zudem ist das Fahren in einem Pferdeanhänger für das Tier immer anstrengend. Kommt dann noch Stress hinzu, mindert das seine Leistungsfähigkeit auf dem anschließenden Turnier, dem Wanderritt oder Distanzritt.
Auf Veranstaltungen trifft das Pferd zusätzlich auf unterschiedlichste Situationen, die du in gewohnter Umgebung simulieren kannst. Laute Musik, klatschende Menschen, bellende Hunde, herumtollende Kinder sind neben flatternden Fahnen, Regenschirmen und Absperrbändern nur einige Dinge, die du deinem Pferd zuhause bereits zeigen kannst.
In der Aromatherapie wird die beruhigende Wirkung von Lavendel bei Hund und Mensch bereits erfolgreich angewendet. Auch auf unsere Pferde hat Lavendel eine stressreduzierende Wirkung, welche du nutzen kannst. Platziere einen Geruchsträger im Hänger oder verdampfe Lavendel um deinem Tier zu helfen, sich zu beruhigen.

Es gibt außerdem verschiedene Homöopatika, die unterstützend eingesetzt werden können.

Empfehlung:

Argentum Nitricum D30 1 x 10 Globuli lindert Nervosität – einige Stunden vor dem Turnier oder der Stresssituation geben

Nux vomica D30 1x 10 Globuli 24 Stunden und 1x 10 Globuli 12 Stunden vor dem Ereignis geben – besänftigt Widersetzlichkeit, Ärger und Zorn

2.3.6 Umzug in ein neues Heim

Ein Stallwechsel ist manchmal unausweichlich. Damit stehen viele kleine und große Veränderungen für den gemeinsamen Alltag bevor. Nicht nur die räumliche Veränderung spielt dann eine Rolle, auch das fremde Heu, neue Gerüche, andere Tränken und sogar das verändert schmeckende Wasser können dein Pferd zusätzlich zu seinem Trennungsschmerz belasten.

Du hast hier einige Möglichkeiten, ihm die Veränderung leichter zu machen. Der empfindliche Darmtrakt deines Pferdes wird es dir zum Beispiel danken, wenn du auch hier, wie bei jeder Futterumstellung, die neuen Futtermittel langsam einschleichen lässt. Du kannst dazu ein oder mehrere Heunetze des bekannten Heus mitnehmen und unter das neue Heu mischen. Denke auch daran, dein Pferd rechtzeitig langsam anzuweiden, falls die Pferde in der neuen Unterkunft bereits auf Gras stehen. Auch eine vorrübergehende Mash-Fütterung sind in Stresssituationen wie einem Stallwechsel eine gute Wahl um den Magen und Darm zu schonen. Vermeide hohe Kraftfuttergaben und gönne deinem Pferd ein Ankommen über mehrere Wochen.

Den emotionalen Stress, der durch Trennungsschmerz entsteht, kannst gut mit Homöopathie lindern.

Empfehlung:
Ignatia C30 1x täglich 15 Globuli 1 - 2 Wochen je nach Gemütszustand des Pferdes

Ein letztes Wort

Auch wenn die kleine homöopathische Stallapotheke hauptsächlich durch die Erfahrung mit meinen Pferden entstand, standen mir natürlich auch ein paar Menschen zur Seite, die dieses Buch überhaupt möglich gemacht haben.

Euch gilt mein besonderer Dank!

Allen voran meine liebe Laura, meine Seelenschwester, die mich mental so sehr unterstützt und mir den Weg weist. Dank dir ist aus der Idee überhaupt erst ein physisches Werk entstanden!

Mein Mann und bester Freund Claudio, der mich immer „mein Ding" machen lässt und mich in allem unterstützt, was ich mir in den Kopf setze. Danke für den Rückhalt und die Sicherheit, die du mir täglich gibst!

Sabine, danke für die endlosen Pferdetalks, mit denen wir hunderte Podcasts füllen könnten. Unser Austausch lässt mich und uns immer weiter lernen und wachsen.

Und ich möchte all denen danken, die jetzt mein Buch in ihren Händen halten. Ich hoffe, dir gefällt, was du vor dir hast. Danke!

Literaturnachweis

Dauborn, S.: Lehrbuch für Tierheilpraktiker, 2. Aufl. Sonntag Verlag Stuttgart, 2004

Hunter, F.: Homöopathie für Tiere, Narayana Verlag Kandern, 2015

Meyer, H. u. Coenen, M.: Pferdefütterung, 5. Aufl., Enke Verlag Stuttgart, 2014

Rakow, M.: Unsere Pferde – gesund durch Homöopathie 5. Aufl., Sonntag Verlag Stuttgart, 2007

Vermeulen, F.: Neue Synoptische Materia Medica 1, Emryss Verlag, Niederlande, 2006

Vermeulen, F.: Synoptische Materia Medica 2, Emryss Verlag, Niederlande, 1998